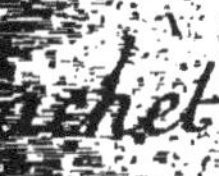

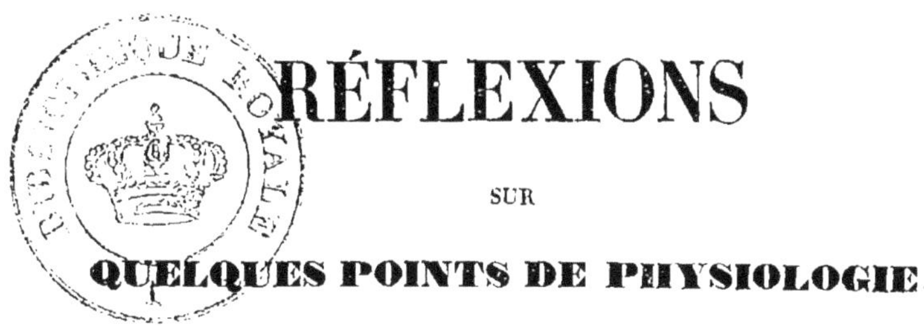

RÉFLEXIONS

SUR

QUELQUES POINTS DE PHYSIOLOGIE,

RELATIFS

AU SYSTÈME NERVEUX GANGLIONAIRE,

au sujet de l'ouvrage de M. Longet

Sur l'anatomie et la physiologie du système nerveux de l'homn
et des animaux vertébrés;

Par J. L. BRACHET, de Lyon.

M. Longet vient de commencer par le second volume la publication de cet ouvrage important. C'est, depuis fort peu de temps, le quatrième sur le même sujet. Rien ne prouve mieux les progrès de l'anatomie et de la physiologie du système nerveux, que ce zèle infatigable des travailleurs, que cette multiplicité de publications. Chacun y apporte son tribut de recherches, d'expérimentations et de méditations. Aussi cette partie de la science est-elle arrivée à un point qu'il semble difficile de dépasser. M. Longet n'est pas un simple historien de ce qu'ont fait ses devanciers et ses contemporains, il a beaucoup ajouté à leurs travaux. Non content de prendre la science où elle était pour aller plus loin, il a voulu vérifier par lui-même une foule de faits controversés ou mal interprétés, et c'est ce qui donne à son travail un caractère de positivisme bien précieux dans le temps qui court.

Je ne veux point faire ici l'analyse de tout ce qu'a dit et fait M. Longet, je ne veux que soumettre à un examen sévère quelques-unes des attaques qu'il a dirigées contre moi. Je ne le blâme point d'avoir cherché à mettre au jour des erreurs lorsqu'il a cru en remarquer; l'intérêt de la science lui en faisait un devoir, et j'applaudis à ses efforts. — J'invoque pour moi le même intérêt de la science, afin de repousser des inculpations qui me paraissent dénuées de preuves suffisantes et qui sont même erronées. L'amour de la vérité a pu seul me faire prendre la plume, comme il me fait rendre justice à l'importance de l'ouvrage et au talent de l'auteur.

M. Longet m'accuse d'adopter, avec l'école de Bichat, l'isolement complet du système nerveux ganglionaire et du système nerveux cérébral, et il reproduit les raisons de Legallois. J'ai lu attentivement tout ce qu'il dit à ce sujet, bien disposé que j'étais à revenir de mon erreur si elle m'était démontrée. Mais en pesant ces raisons, et surtout en les mettant en présence des faits, loin d'ébranler ma conviction, elles n'ont fait que la corroborer. On peut en juger. Il cite les expériences de Legallois si souvent répétées, dans lesquelles la destruction de la moelle épinière, soit en totalité, soit partiellement, surtout à sa partie supérieure, amène l'abolition plus ou moins rapide de la circulation et avec elle la cessation de la vie ; mais il ne dit pas que Legallois avait déjà remarqué la continuation des contractions du cœur pendant assez longtemps chez les nouveau-nés, circonstance qui l'avait tellement embarrassé qu'il avouait ingénuement ne savoir comment l'expliquer.

La moelle épinière n'existe pas dans les premières semaines de la conception, et cependant l'embryon se forme et se développe par une puissance si énergique, que plusieurs physiologistes ont cru devoir en faire une propriété, une force à part, le *nisus formativus, etc.* La moelle épinière est formée en vertu de cette loi de nutrition, à laquelle elle ne peut certainement pas présider, à moins qu'on ne veuille admettre ici un effet avant sa cause, et une cause effet ou produit de son effet. Si la nutrition, si la circulation capillaire, si les sécrétions propres à cet âge se sont opérées sans la moelle épinière, il faut donc qu'elles puissent s'en passer, il faut donc qu'elles en soient indépendantes. Ce n'est point une *présomption*, c'est un fait avec toutes ses conséquences.

Dans l'amyélencéphalie le cerveau et la moelle épinière n'existent pas, et cependant le fœtus se nourrit et croît jusqu'à son terme. Il acquiert même un volume plus considérable que dans l'état normal. C'est un fait bien constaté. La nutrition, la circulation et toutes ses dépendances se sont donc exécutées avec énergie en l'absence de la moelle épinière ; cet organe n'a donc pas pu exercer son influence sur ces fonctions. Le système nerveux qui préside à leur exécution, a donc dû agir par lui-même et sans tirer sa force d'un appareil qui n'était pas. Voilà, je pense, encore une conséquence rigoureusement déduite d'un fait, ou plutôt elle est un fait elle-même.

Rappellerai-je l'hétéradelphe de Mayer, de Berlin ? La dissection la plus minutieuse ne put faire découvrir dans le parasite ni moelle épinière, ni nerfs cérébraux ou vertébraux, tandis que les nerfs ganglionaires étaient bien développés. La nutrition et toutes les autres fonctions organiques avaient donc lieu sans la participation du système nervoux cérébral. Quel organe a dû présider à l'accomplissement de ces fonctions ? Evidemment c'est celui qui existait : le système nerveux ganglionaire. N'en est-il pas de même d'une monstruosité des plus curieuses dont parle M. Isidore Geoffroy St-Hilaire, et dans laquelle un fœtus ne présentait d'autres parties que deux membres pelviens assez bien conformés et réunis au bassin, sans aucune trace de l'appareil céphalo-rachidien ?

Un membre paralysé, dit-on, maigrit et s'atrophie; donc le système nerveux cérébro-rachidien exerce une influence directe sur la nutrition. C'est là un fait que démontre l'observation de chaque jour; mais, je ne crains point de le dire, la conséquence est fausse. Le membre maigrit, rien n'est plus vrai; mais il ne maigrit pas parce qu'il est paralysé; il maigrit, parce qu'il n'exécute plus de mouvement. Condamnez au repos un membre qui jouit de sa sensibilité et de sa motilité, il maigrit rapidement. Voyez la jambe athlétique d'un crocheteur qu'une fracture retient au lit; au bout de six semaines de repos, elle a perdu la moitié de son volume quoiqu'elle n'ait pas cessé de se bien porter. C'est une loi commune à tous les organes de perdre de leur volume, de s'atrophier par l'inanition. On peut comparer le sein d'une femme lorsqu'elle nourrit, et lorsqu'elle a cessé de remplir cette fonction. Cette loi de nutrition s'étend même au système osseux. J'ai démontré, il y a vingt-cinq ans, que l'os d'un moignon diminue d'autant plus de volume qu'il est moins exercé. Ne sait-on pas encore que les vésicatoires, les inflammations, les abcès produisent des phénomènes semblables sur le membre paralysé et sur le membre sain? Je viens de voir un enfant de huit ans, qui a le doigt auriculaire paralysé par la section du nerf cubital. Il s'est brûlé ce doigt sans rien sentir. Une inflammation intense s'est développée, il a eu de la fièvre, et aucune sensation de douleur ne s'est manifestée.

Malgré ces faits, je ne nie point l'influence de la moelle épinière sur les actes émanés des nerfs ganglionaires. Elle est réelle et je n'ai cessé de la proclamer ; mais elle est le résultat de cette connexion, de ce *consensus* qui unit toutes les fonctions pour faire de l'homme un tout indivisible et harmonique. Or il y a loin, bien loin de là à la dépendance que voulait établir Legallois, et que soutiennent les physiologistes de son école. La moelle épinière influence, parce que dans l'économie tout est lié et tout s'influence. Qu'il y ait plus de relations, plus d'union, plus d'influence réciproque entre certains organes et certains appareils qu'entre d'autres, cela est, cela se conçoit. Mais, je le répète, cette influence n'établit point la dépendance. Autant vaudrait dire que la sécrétion de la salive est sous la dépendance de la membrane buccale, parce que la racine de pyrèthre excite une salivation plus abondante en modifiant la sensation de cette membrane.

Nous allons prendre M. Longet, lui-même, pour son propre juge, et mettre sa cause en présence de ses paroles.

« Néanmoins, dit-il, je ne crois pas qu'on puisse refuser aux renflements ganglionaires, si riches en substance grise et en vaisseaux, *une coopération active comme centre d'innervation* (l'exemple des fœtus amyélencéphales prouvant le contraire). On dit en effet que des embryons sont parvenus jusqu'au terme de la maturité, quoique leur moelle épinière et leur cerveau aient été détruits. Seulement *on est forcé d'admettre* que, chez l'adulte, leur action propre est insuffisante à l'entretien fonctionnel du grand sympathique (page 571). » « La source d'activité du grand sympathique me paraît donc être dans la substance grise des ganglions, et surtout aussi dans la substance grise de la moelle (page 572). » La force de la vérité l'emporte, M. Longet est obligé de convenir de la *coopération active* des ganglions, de la *source d'activité* qu'ils fournissent au grand sympathique. Mais entraîné par son opinion, par son idée préconçue, il associe ce foyer d'innervation ganglionaire pour moitié avec la substance grise de la moelle, et il déclare que chez l'adulte *on est forcé d'admettre que leur action propre est insuffisante à l'entretien fonctionnel du grand sympathique.* Or, en bonne logique, ces paroles signifient que, dans le fœtus, *l'action propre des ganglions est suffisante à l'entretien fonctionnel du grand sympathique.* La conséquence est de rigueur : ce n'est point une supposition ; et nous ne voyons pas pourquoi on est forcé d'admettre, chez l'adulte, une action différente. Il en résulterait, ce que nous ne pensons pas que M. Longet veuille sérieusement, qu'il y aurait, chez le fœtus, une action ganglionaire indépendante qui disparaîtrait chez l'adulte, pour céder sa place à l'influence cérébrale. Ce vice de locution serait la source inévitable d'une erreur. Il suffit d'en avoir fait voir les conséquences à l'auteur pour qu'il revienne bien vite à la vérité tout entière. Un aussi bon esprit ne peut pas s'égarer aussi visiblement. Quelle que soit sa prévention pour la doctrine dans laquelle il a été élevé, il y renoncera, parce qu'il aime la vérité et qu'il la cherche de bonne foi. Il verra qu'on ne peut pas admettre deux nutritions, une nutrition fœtale et une nutrition extra-utérine. Il verra que le système nerveux qui a présidé aux actes d'un ordre de fonctions dans la vie fœtale, peut et doit y présider toujours. Il comprendra que l'union qui s'établit entre eux est un résultat du *consensus* nécessaire pour constituer l'harmonie fonctionnelle et le moi physiologique, et non le résultat d'une dépendance absolue, parce que, dans ce jeu harmonique, les deux systèmes nerveux exercent une influence réciproque l'un sur l'autre.

Au reste la conversion de M. Longet ne peut pas être bien difficile, si nous en jugeons par le passage suivant. « Assurément, dit-il (page 581), chez les fœtus amyélencéphales qui se sont développés malgré l'absence de l'axe cérébro-spinal, il faut bien admettre, dans les renflements ganglionaires alors très-volumineux, *une action nerveuse indépendante*. En regardant les ganglions comme des centres d'innervation, on peut donc croire que, dans ces cas, par leur énergie fonctionnelle, en rapport avec leur volume, ils ont suppléé la substance grise de la moelle ; toutefois, il faut aussi reconnaître que les conditions de circulation et de vie paraissent tellement différentes dans le fœtus et dans l'adulte, qu'il n'est permis à personne de conclure de la physiologie végétative du premier à celle du second. On est encore fondé *à supposer* que c'est l'incitation nerveuse, née spontanément dans les ganglions symphatiques, qui entretient pendant un temps quelquefois fort long la circulation dans le ventre, dans la poitrine, ainsi que les mouvements péristaltiques d'ensemble qui survivent chez l'animal à l'ablation du cerveau et de la moelle épinière; que c'est la même incitation ganglionaire qui préside encore pendant quelque temps sur les personnes qui ont eu la moelle épinière écrasée ou contuse, à l'exercice de la contractilité musculaire des organes intérieurs. Mais tout cela n'empêche pas que, chez l'homme adulte, les ganglions ne soient en outre destinés à rassembler, à coercer la force nerveuse qu'ils puisent dans l'axe cérébro-spinal, sans le concours duquel, comme nous l'avons déjà prouvé, les fonctions du grand sympathique ne pourraient s'accomplir intégralement. » La vérité est ici mise dans tout son jour. Elle subjugue M. Longet. Il admet *dans les renflements ganglionaires une action nerveuse indépendante.* Pourquoi faut-il que, cinq lignes plus loin, il rentre dans son idée préconçue, par cette phrase remarquable : *on est encore fondé à supposer.* Ces paroles ont droit d'étonner lorsqu'il s'agit de physiologie positive, de physiologie fondée sur les faits. Il ne faut point de suppositions. Que penser maintenant d'une doctrine qui en a besoin ? lorsque surtout on la place à côté d'une autre doctrine qui ne s'appuie que sur les faits et qui emporte même la conviction de ses antagonistes ? Je le répète, M. Longet ne peut pas rester dans cette voie ambiguë et vicieuse. Il rompra bientôt les vieux langes dont il fut emmailloté.

Il ne mettra plus les suppositions à la place des faits, comme il le fait encore dans l'alinéa suivant, lorsqu'il veut expliquer pourquoi la volonté n'arrive point aux organes soumis à l'influence ganglionaire, et pourquoi les sensations organiques n'arrivent point au *sensorium commune*. C'est parce que, dit-il, *ces impressions s'évanouissent dans la moelle elle-même*, et que *les fibres originelles du grand sympathique ne parviennent point jusqu'à la source de l'influence volontaire.*

Nous terminerons ces citations par la suivante : « Nous n'oserions point affirmer qu'elle (la force nerveuse ganglionaire) ne suffit pas durant la vie fœtale, puisque des auteurs recommandables déjà cités disent avoir vu des fœtus atteindre un haut degré de développement, malgré l'absence ou la destruction du cerveau ou de la moelle épinière. Mais les ganglions sympathiques offrent, dans ces cas, un volume considérable, et, selon nous, probablement une énergie fonctionnelle capable de suppléer à peu près l'influence vivifiante de l'axe cérébro-spinal. Ajoutons surtout que le fœtus ne jouit pas d'une vie individuelle propre, qu'il n'est qu'une partie de l'organisme maternel, qu'il est dans des conditions circulatoires tout-à-fait spéciales, et que, par conséquent, de semblables observations ne sauraient démontrer que, chez l'animal adulte, le système nerveux ganglionaire seul fournisse au cœur le principe nerveux qui l'anime. » On voit encore ici la force de la vérité qui lutte avec l'empire de l'opinion préconçue. Pour défendre cette opinion, M. Longet est obligé de recourir à des *selon nous*, *probablement*, et à *supposer* une vie fœtale différente, et surtout à la placer sous la dépendance directe de la mère!

Nous demanderons si l'œuf qu'on fait éclore dans un four *n'est qu'une partie de l'organisme maternel.* Voilà un fait qui en dit plus que toutes les suppositions et les probabilités.

Il m'est pénible d'avoir à relever les contradictions de M. Longet à mon égard. Cependant ses expressions sont trop peu mesurées pour qu'il me soit possible de les passer sous silence. Comment se fait-il, qu'après avoir réfuté mon opinion sur le siége de la sensation de la faim dans le pneumogastrique, en employant cette phrase peu courtoise (page 327) : « Pour faire apprécier toute la faiblesse de semblables arguments, » il se décide à la page 329 à reconnaître avec moi deux effets de la faim, et à en placer un, comme je le fais, dans la 8ᵉ paire, « mais il est aussi un autre sentiment moins impérieux et plus circonscrit, qui semble réellement avoir pour point de départ l'estomac...., je comprends donc que la section de la 8ᵉ paire puisse également abolir une sensation aussi locale. » Lorsqu'à la page 368, M. Longet rapporte l'observation citée par Jonhson, dans laquelle une dame avait perdu la sensation de la faim et de la soif pendant plusieurs années, et chez laquelle on trouva un ramollissement du pont de varole, de la moelle allongée et de la partie supérieure de la moelle épinière, avec compression des racines des nerfs pneumogastriques, il fait dépendre l'abolition de cette sensation de la lésion des centres nerveux et non de celle du nerf, il fait pressentir que la sensation gît dans ces centres et non dans les nerfs. Est-il donc besoin de rappeler à chaque instant que pour l'exécution d'une sensation, il faut l'intégrité de l'organe qui reçoit l'impression, du nerf qui la transmet, et du centre qui la perçoit? Il faut réfuter, quand on le croit nécessaire, mais il faut le faire avec décence, et surtout il ne faut pas morceler une opinion et n'en prendre qu'un lambeau, il faut réfuter l'opinion tout entière. Il faut surtout que la réfutation soit juste, et ne pas se contredire après.

Lorsque M. Longet parle de la persistance du besoin de respirer après la section de la 8e paire, et qu'il en puise les preuves dans l'agitation anxieuse qu'éprouvent les animaux après cette section, il n'a pas tenu compte de tout le phénomène. L'anxiété ne vient pas seulement de ce que l'animal sent ou ne sent pas le besoin de respirer, elle vient aussi de ce que le sang mal hématosé, ne portant plus aux organes l'incitation normale qu'ils en attendent, ils éprouvent l'anxiété et le malaise qu'ils font manifester sous la machine pneumatique ou dans un air non respirable : l'animal ressent le malaise d'une respiration insuffisante, et cependant ses deux pneumogastriques sont intacts. Si M. Longet eût fait attention à ce double phénomène, il n'aurait pas sans doute émis l'opinion qu'il admet. Il se serait abstenu de ces paroles hasardées : *une pareille interprétation mérite à peine d'être combattue*, puisque le besoin de l'hématose se fait sentir à toute l'économie et par conséquent au cerveau, et que cet organe doit réagir d'après l'incitation vicieuse qu'il reçoit d'un sang mal élaboré. Il s'en serait dispensé surtout en reconnaissant (page 292) qu'après la section de ces nerfs, les mouvements respiratoires diminuent de suite et vont toujours en diminuant, et en se voyant (page 293) forcé de placer dans ces nerfs la transmission de ce besoin de respirer, afin d'éviter les contradictions qu'entraînent les faits et la non admission de la fonction du nerf. Avec les prétentions d'un positivisme aussi despotique, ne sera-t-on pas étonné de cette expression très-peu positive : *ne pourrait-on pas admettre*, etc.? Enfin, à la page 303, il reconnaît avec moi, sans me citer, que la mort arrive chez les animaux à qui on a fait la section des pneumogastriques, parce que la présence des mucosités *n'est plus sentie*, que la toux n'est plus provoquée pour les expectorer, et que leur accumulation toujours croissante occasionne l'asphyxie.

Je n'ai pas cru devoir parler de plusieurs dissidences dans les résultats des expériences pratiquées par M. Longet, parce que, dans ces grands délabrements, il n'est pas toujours facile de faire la part bien exacte de ce qui appartient réellement à chaque nerf, et que ces résultats varient eux-mêmes quelquefois, ainsi que M. Longet en convient. D'ailleurs ces dissidences m'ont paru de bien peu d'importance, en ce sens qu'elles ne touchent pas au fond de la question, et qu'elles n'ont rapport qu'à des points de détails qui ne changent rien aux principes. C'est pour cela que je ne parlerai pas même de sa réfutation peu mesurée des efforts que j'ai faits pour trouver le point fixe, le foyer d'incitation des contractions du cœur, et dans laquelle M. Longet oublie que les muscles, quoiqu'isolés du cerveau qui leur envoie leur incitation, se contractent cependant sous l'influence des excitateurs directs de leurs fibres ou du nerf qui va s'y distribuer. S'il n'eût pas perdu de vue cette vérité triviale à force d'être connue, il aurait réfuté mon opinion si elle lui paraissait fausse, mais il n'aurait pas employé cette locution : « Pour réduire à leur juste valeur les expériences et l'assertion de M. Brachet qui prétend...; » surtout en se voyant forcé à la page suivante de partager mon opinion. « Assurément, dit-il, on ne pourra se refuser à proclamer l'intervention du système nerveux ganglionaire dans les mouvements du cœur... Nous ne voulons pas nier que les ganglions cervicaux et autres du grand sympathique ne puissent fournir au cœur une certaine dose de force nerveuse motrice. » Nous n'en demandons pas davantage. Cet aveu est précieux.

Je parlerai bien moins encore des contractions du rectum et de la vessie. Pour avoir gain de cause, je n'aurais besoin que d'invoquer toute la chirurgie. Mais ce n'est là qu'une niaiserie.

Je n'ai pu lire qu'avec un serrement de cœur bien grand les pages 617 à 623, dans lesquelles M. Longet se livre à la réfutation de mes tentatives pour arriver à connaître l'influence exercée par chaque système nerveux sur les différents actes de la parturition. J'ai exposé avec candeur ce que j'ai pu voir. Je me suis plaint de l'impossibilité où j'ai été de voir davantage, et j'ai déploré l'*insuffisance* du petit nombre d'expériences que j'ai pu pratiquer. Aussi je n'ai donné mes résultats qu'avec réserve, de manière à en provoquer de nouveaux, qui pussent ou les confirmer ou les rectifier. Dans cet état de choses, M. Longet devait se mettre à l'œuvre et faire mieux. Au lieu de cela, il n'a pas cessé d'employer la critique la plus amère; et cependant il n'a pas mieux fait que moi, puisqu'il n'a rien fait. Pour combattre les raisons que je fais valoir en faveur de l'influence de la moelle épinière sur les contractions utérines, il dit (page 620) : *l'uterus ne reçoit que des filets du grand sympathique.* Une assertion aussi tranchée a lieu d'étonner, lorsqu'on a lu à la page 551 : *les nerfs utérins sont fournis par les plexus rénaux et hypogastriques*, et à la page 548 : *ce plexus remarquable (l'hypogastrique) est formé tout à la fois par des nerfs de la vie de relation et par de nombreux rameaux du grand sympathique.* Non, je ne me suis point *contredit.* Non, je n'ai point *émis d'assertions sans preuves.* J'ai cherché la vérité et j'ai provoqué de nouvelles recherches. Au lieu de me combattre par de simples assertions, M. Longet aurait dû ajouter quelques faits, et alors j'aurais applaudi à ses efforts.

L'auteur me reproche encore de n'avoir pas pu observer les lochies, puisque plusieurs femelles ont péri pendant le travail, et que l'une n'a vécu que cinq heures après. Pendant ces cinq heures, j'ai vu les lochies rouges, et chez les femmes paraplégiques en couche j'ai vu les lochies blanches. Je me permettrai de demander à M. Longet, si, en ne voyant rien, il aurait mieux vu que moi.

C'est encore faute de preuves et sans faits que ce physiologiste distingué réfute mes recherches sur l'influence nerveuse qu'exercent les appareils cérébro-ganglionaires sur le rectum et sur la vessie. Ce n'est que par des dénégations peu mesurées et par des suppositions qu'il établit ses réfutations. « Le tronçon inférieur de la moelle, dit-il, est un centre d'innervation qui *a pu* fournir. » Qui *a pu*, lorsqu'il s'agit de faits ! Où en est la preuve ? sur quels faits établissez-vous votre opinion et votre réfutation pour renverser les faits qui soutiennent l'opinion contraire ? Reviendrions-nous donc à ces époques de ténébreuse mémoire, où chaque auteur pouvait donner ses billevesées pour des faits? J'en demande pardon à M. Longet, mais je veux des faits pour me convaincre, et non des *probablement*, des *suppositions*, des *rien ne prouve.* En physiologie positive, ce langage ne doit pas être admis, surtout lorsqu'il s'agit de réfuter. Il faut alors que la somme des faits, et surtout des faits bien concluants, l'emporte sur celle de l'opinion contraire, qui alors s'écroule d'elle-même et par la force des choses.

Si je voulais user de récriminations, la chose serait bien facile; car M. Longet semble avoir pris à tâche de ne citer mes expériences et mes opinions que lorsqu'il a cru pouvoir les combattre, et il s'en est bien souvent emparé sans me citer, ou bien il en a fait honneur à des physiologistes qui n'ont écrit que longtemps après moi. Ce qui vient de ce que, n'ayant en main que la seconde édition de mes *Recherches expérimentales sur les fonctions du système nerveux ganglionaire*, publiée en 1837, il a tout rapporté à cette année, quoique j'eusse pris date en 1822, comme je l'indique dans ma préface et à la page 230 de l'ouvrage. Au reste, MM. Breschet et Milne Edwards ont reconnu ma priorité par une lettre insérée dans le cahier de mars 1825 des Archives générales.

Je m'arrête. En voilà bien assez, beaucoup trop même, sur des récriminations; je dois cependant le dire, j'aurais gardé le silence si je n'avais eu qu'une cause personnelle à débattre; mais j'ai cru devoir le faire dans l'intérêt de la science. Si mon opinion est vraie, comme je n'en doute pas d'après les faits pathologiques qui se pressent de toute part, et d'après les expériences des physiologistes, alors je dois la défendre avec chaleur, afin de faire triompher la vérité. Or, l'on a pu voir que les attaques de M. Longet ne portent sur rien de solide, et qu'à chaque instant il est obligé de se livrer à des suppositions vagues et arbitraires, et de revenir le plus souvent à mes opinions. Je me plais à croire qu'il les adoptera bientôt comme l'expression de la vérité. La science ne pourra qu'y gagner beaucoup, parce que, jeune et plein de zèle et de vigueur, il consacrera tout son temps à la faire progresser.

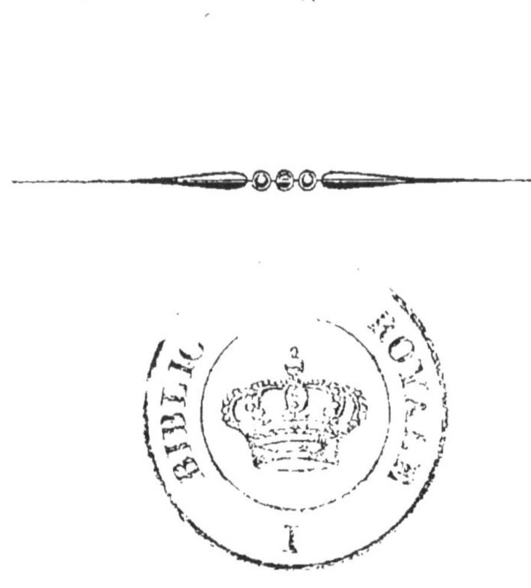

LYON.—IMPR. DE DUMOULIN, RONET ET SIBUET.

www.ingramcontent.com/pod-product-compliance
Ingram Content Group UK Ltd.
Pitfield, Milton Keynes, MK11 3LW, UK
UKHW012132240726
13965UKWH00005B/2136